Soumia Benbernou
Nabil Ghomari
Rabeh Kouadria

Diagnóstico e tratamento da peritonite pós-operatória

Soumia Benbernou
Nabil Ghomari
Rabeh Kouadria

Diagnóstico e tratamento da peritonite pós-operatória

Peritonite pós-operatória

ScienciaScripts

Imprint

Cover image: www.ingimage.com

This book is a translation from the original published under ISBN 978-620-6-71056-1.

Publisher:
Sciencia Scripts
is a trademark of
Dodo Books Indian Ocean Ltd. and OmniScriptum S.R.L publishing group

120 High Road, East Finchley, London, N2 9ED, United Kingdom
Str. Armeneasca 28/1, office 1, Chisinau MD-2012, Republic of Moldova, Europe
Printed at: see last page
ISBN: 978-620-7-61673-2

DIAGNÓSTICO E TRATAMENTO DA PERITONITE PÓS-OPERATÓRIA

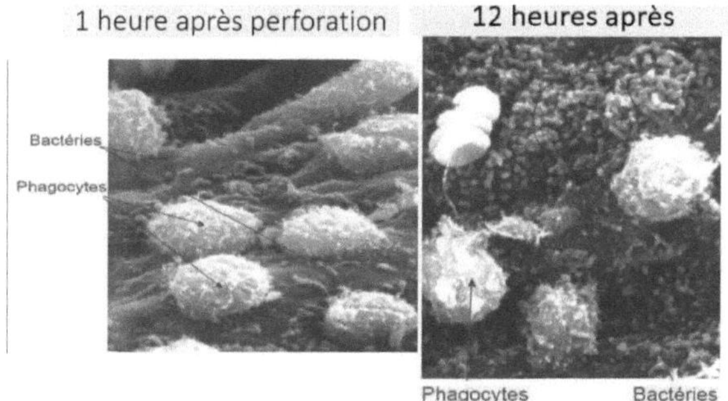

SOUMIA BENBERNOU - NABIL GHOMARI - RABEH KOUADRIA

"Antes de mais, agradecemos a Deus, o Todo-Poderoso, por nos ter dado a força para sobreviver, bem como a coragem para ultrapassar todas as dificuldades.
A ti o louvor, a glória, a honra e toda a bênção".

ÍNDICE

I. INTRODUÇÃO E QUESTÕES

A peritonite pós-operatória (PPO) é a complicação mais temida após a cirurgia abdomino-pélvica, particularmente a cirurgia digestiva. O princípio do seu tratamento baseia-se no diagnóstico precoce, no controlo cirúrgico optimizado do foco infecioso, na antibioterapia adequada e na gestão da falência orgânica. O prognóstico do doente pode ser complicado devido à natureza multi-resistente dos germes envolvidos, com o risco de uma antibioterapia inadequada, e às comorbilidades prévias do doente, que podem levar ao desenvolvimento de sépsis e falência orgânica.

Todos estes factores explicam a elevada taxa de mortalidade após a peritonite. No entanto, poucos estudos se debruçaram sobre os factores de risco de mortalidade. O principal objetivo deste estudo foi determinar as características epidemiológicas e clínicas da peritonite pós-operatória em doentes internados na unidade de cuidados intensivos, bem como definir a incidência da ocorrência de PPO e a sua evolução.

❖ Questões e objectivos do estudo

- Determinar as características epidemiológicas e clínicas dos PPO internados na unidade de cuidados intensivos do Hospital Universitário de Mostaganem.
- Definição da incidência da PPO
- Manter-se a par da evolução dos OPP

II. LITERATURA SOBRE A DEFINIÇÃO DE OPP 1

A peritonite pós-operatória (PPO) é uma peritonite nosocomial secundária e terciária após uma cirurgia. Complicam entre 1,5 e 3,5% das laparotomias. As etiologias são dominadas pela desunião da anastomose. A mortalidade hospitalar mantém-se acima dos 25%. A peritonite pós-operatória não tratada é rapidamente acompanhada de falência de órgãos. A incidência de bactérias multi-resistentes é mais elevada do que na peritonite adquirida na comunidade.

2- Diagnóstico: É frequentemente difícil.

A- Sinais gerais: o estado geral altera-se rapidamente, o doente está gelado, tem uma face desenhada com lábios secos e asas do nariz comprimidas. Esta é a fácies peritoneal clássica.

Febre: ausente ou presente a 39 a 40°C, por vezes substituída por hipotermia com mau prognóstico.

B- Os sinais físicos como a dor ou o meteorismo **são** muitas vezes difíceis de interpretar num doente recentemente operado.

Por vezes, verifica-se um fluxo anormal através de um orifício de drenagem, um aumento do volume de aspiração digestiva ou uma insuficiência multivisceral, todos eles com um mau prognóstico.

C- Perturbações biológicas: hiponatrémia precoce, hipocaliémia, aumento da ureia e do número de glóbulos brancos.

NB: A peritonite pós-operatória deve ser considerada sempre que a evolução pós-operatória seja perturbada (na presença de qualquer complicação pós-operatória).

3- Exames complementares

Os exames morfológicos, nomeadamente as tomografias computorizadas com opacificação digestiva e vascular, são essenciais para estabelecer o diagnóstico. O tratamento cirúrgico, apoiado por cuidados intensivos, deve ser efectuado o mais cedo possível antes do início da falência multivisceral, que tem um mau prognóstico.

4- Diagnóstico de gravidade

A gravidade da peritonite aguda pode depender do terreno, do estado clínico do doente no momento do diagnóstico, do exame biológico, do diagnóstico etiológico e até da rapidez com que as medidas terapêuticas são aplicadas.

A gravidade da situação pode ser resumida da seguinte forma:

Terreno (diabetes, doença das artérias coronárias, imunodepressão, insuficiência de crescimento, etc.) de um sistema...)

Elementos clínicos:

Choque Dificuldade respiratória

Sofrimento neurológico

Elementos biológicos :

Insuficiência renal (perturbação da função renal ureia e creatininemia)

Perturbações iónicas Insuficiência respiratória Acidose metabólica

Perturbações da hemostase (diminuição do TP, trombocitopenia)

Elementos etiológicos: Peritonite estercoral

Peritonite devido a complicações neoplásicas

5- Fisiopatologia

Uma causa local que envolve a inoculação química ou cética de uma víscera abdominal. Esta inoculação pode ocorrer quer por perfuração quer por difusão.

Trata-se de infecções polimicrobianas ligadas a uma flora intestinal patogénica:

Enterobactérias (Escherichia coli) e **anaeróbios (Bacteroidesfragilis)** cuja virulência é reforçada por uma sinergia aero-anaeróbia.

São devidos os seguintes :

- Ou à desunião de uma anastomose digestiva facilitada por uma técnica cirúrgica.

- Ou superinfeção de uma coleção de sangue ou de linfa favorecida por uma falta de hemostase ou por uma drenagem abdominal inadequada.

O tipo mais comum é uma perfuração digestiva média ou baixa, ileal ou do cólon. Através da perfuração flui o líquido fecal ou ileal, que contém uma elevada concentração de germes aeróbios e anaeróbios.

A inflamação peritoneal intensa leva ao sequestro de líquidos, com o aparecimento de um 3º sector, íleo paralítico e hipovolémia.

Estes germes contêm endotoxinas que entram na circulação geral através da serosa peritoneal, causando vasodilatação periférica, redução do retorno venoso e insuficiência miocárdica, o que contribui para o aparecimento do choque sético.

Manifestações secundárias à peritonite :

As PPO afectam as principais funções do organismo:

1. Insuficiência circulatória: devido a

- Hipovolémia: devida ao sector 3ème e agravada pelos vómitos.
- A ação das endotoxinas, que alteram a resistência periférica.
- Incompetência do miocárdio.

Esta falha circulatória conduz a um estado de choque grave que é inicialmente reversível com tratamento, mas que rapidamente se torna irreversível.

2. Insuficiência renal aguda :

-A IRA oligúrica ou anúrica está diretamente ligada à hipovolémia, é mais frequentemente funcional e está relacionada com a isquémia cortical renal com uma diminuição da filtração glomerular.

-O choque infecioso pode causar IRA orgânica devido a nefropatia tubulointersticial.

3. Insuficiência respiratória aguda :

A insuficiência respiratória aguda resulta inicialmente de uma redução da ventilação por ação mecânica direta: distensão do abdómen, contratura da parede e redução da depuração diafragmática. Em segundo lugar, a hipóxia é agravada pela acidose metabólica, enquanto a peritonite séptica aumenta as necessidades de oxigénio dos tecidos.

4. Insuficiência metabólica aguda :

A acidose metabólica e a hiperlactatémia ocorrem em consequência da redução da perfusão e da oxigenação dos tecidos. A coagulação é prejudicada, com uma diminuição dos factores do complexo protrombínico (II, V, VII, X), dos níveis de fibrina e do número de plaquetas.

5. Insuficiência hepática: resulta em

- Função de coagulação afetada.
- Icterícia mista variável com colestase e citólise.

6. Perturbações neurológicas :

Obnubilação e delírio frequentes ligados à hipoxia, à hipovolémia e à ação de toxinas bacterianas no cérebro.

6- Tratamento :

A. Objectivos :

-Corrigir o mais rapidamente possível as perturbações e as consequências gerais da peritonite.
-Tratamento da peritonite

- Eliminar a causa da peritonite.

B. Recursos

1. Tratamento médico :

O objetivo é corrigir rapidamente os distúrbios hídricos e electrolíticos, combater a propagação sistémica da infeção através de uma antibioterapia (tão adequada quanto possível) e controlar a insuficiência visceral. Este tratamento médico deve ser enérgico e de curta duração, a fim de levar ao bloco operatório um doente equilibrado que possa ser submetido à anestesia geral nas melhores condições possíveis, e deve ser prosseguido durante e após a operação.

- **Correção dos distúrbios hidro-electrolíticos:** Através da inserção de uma linha venosa, de um tubo gástrico para aspiração digestiva e de um cateter vesical para recolher a diurese de hora a hora. Se existir uma doença cardíaca ou se estiver planeado um enchimento maciço, deve ser inserido um cateter venoso central para medir a PVC. A velocidade de perfusão deve ser ajustada de acordo com a extensão das perdas hidroelectrolíticas, avaliadas clinicamente (mucosas secas, pregas cutâneas, etc.) e biologicamente (ureia, hematócrito, ionograma, etc.).

▪ **A insuficiência respiratória** justifica a intubação nasotraqueal e a assistência ventilatória.

▪ **Terapia antibiótica :**

Deve ser maciça, administrada por via intravenosa e ativa sobre os germes habitualmente envolvidos; os germes gram (-) e anaeróbios devem ser evitados. Será administrada uma combinação de um beta-lactâmico, de um aminoglicosídeo e de metronidazol, ou de amoxicilina-ácido clavulânico e de um aminoglicosídeo. Esta terapêutica antibiótica será depois adaptada aos resultados das amostras intra-operatórias, para melhorar a eficácia do tratamento.

2. Tratamento cirúrgico :

O objetivo do tratamento cirúrgico é remover a causa da contaminação séptica e limpar a cavidade peritoneal.

➔ Peritonite generalizada: recuperação por laparotomia, limpeza

estomias peritoneais +/- e drenagem. Sem sutura digestiva.

➔ Abcesso de Douglas: drenagem por colpotomia posterior

nas mulheres, ou retotomia nos homens ou crianças.

➔ Abcesso subfrénico: drenagem percutânea ou cirúrgica.

III. MATERIAL E MÉTODO

1. Tipo de estudo

Trata-se de um estudo descritivo retrospetivo de casos com peritonite pós-operatória ocorridos entre 10 de setembro de 2022 e 11 de fevereiro de 2023 (05 meses) no Hospital Universitário de Mostaganem.

2. População estudada

Doentes operados a cirurgia digestiva no Hospital Universitário de Mostaganem e tratados no pós-operatório na Unidade de Cuidados Intensivos.

3. Critérios de inclusão e exclusão

- **Critérios de inclusão :**

- Todos os pacientes com diagnóstico de peritonite pós-operatória no prazo de 05 meses.
- Mais de 15 anos de idade.

- **Critérios de exclusão :**

- Todos os doentes com um diagnóstico que não corresponda à definição de peritonite pós-operatória.
- Menos de 15 anos de idade.

4. Procedimento de recolha de dados

- **Trabalhos em curso**

Os processos dos doentes a recolher foram identificados nas bases de dados da Unidade de Cuidados Intensivos, do Bloco Operatório e do Serviço de Cirurgia Geral do Hospital Universitário de Mostaganem.

Os dados clínicos pré, intra e pós-operatórios da primeira e segunda cirurgias, com acompanhamento na unidade de terapia intensiva (a partir do diagnóstico de peritonite) ou até o óbito ou alta do paciente, foram coletados em um caderno de observação apresentado nas **Tabelas 01; 02; 04 e 08**.

Os dados recolhidos foram :

-Dados demográficos: idade, sexo, antecedentes médicos (doença cardíaca, hipertensão, diabetes), tabagismo e obesidade.

-Cirúrgico: patologia inicial, operação inicial, duração do tratamento

cirurgia.

• Diagnóstico clínico: tempo até ao início dos primeiros sintomas pós-operatórios, sinais de início (choque, dor abdominal, dificuldade respiratória, dificuldade neurológica, outros ou combinação de vários sintomas).

-Diagnóstico biológico (dia do diagnóstico): contagem de glóbulos brancos, PCR.

-Revisão cirúrgica: tempo entre a descoberta e a revisão, causa da

PPO.

• Terapêuticas pós-operatórias: ATB administrado

• O resultado final está ligado ao episódio de PPO: morte ou alta hospitalar. unidade de cuidados intensivos.

5. Estatísticas de análise

Os dados quantitativos foram expressos como média de acordo com a sua distribuição normal ou assimétrica. Os dados qualitativos foram expressos em números e percentagens. A análise estatística será efectuada com recurso ao software SPSS (IBM SPSS Statistics for Windows).

IV. RESULTADOS

I. Estudo descritivo dos dados

1. Dados demográficos e comorbilidades

Apresentado no primeiro quadro.

Nome do doente	Sexo do doente	Ag e	HT A	Diabete s	Cardiopati a	Taba c	Obesid ade
B	H	62	Sim	Não	HVG	Sim	Sim
B	H	58	Não	Não	Não	Sim	Não
G	F	71	Sim	Tipo 2	Não	Não	Não
O	H	71	Sim	Tipo 1	ACFA	Não	Sim
M	F	75	Não	Não	Não	Não	Não
B	H	52	Sim	Não	Não	Não	Não
B	F	79	Não	Não	Não	Não	Não
B	F	21	Não	Não	Não	Não	Sim
G	H	63	Sim	Não	Não	Sim	Sim
B	H	67	Não	Não	Não	Não	Não
B	H	60	Não	Não	Não	Não	Não
C	F	68	Sim	Sim	Sim	Não	Sim

Tabela 01: Dados dos pacientes admitidos na unidade de cuidados intensivos do Hospital Universitário de Mostaganem de 10 de setembro de 2022 a 11 de fevereiro de 2023 (05 meses): idade, antecedentes.

A idade dos pacientes variou de 21 a 79 anos, com média de 62,25 anos. A proporção de sexo masculino/feminino foi de 1,4, ou seja, 07 homens para 5 mulheres. Apresentado na Figura 01.

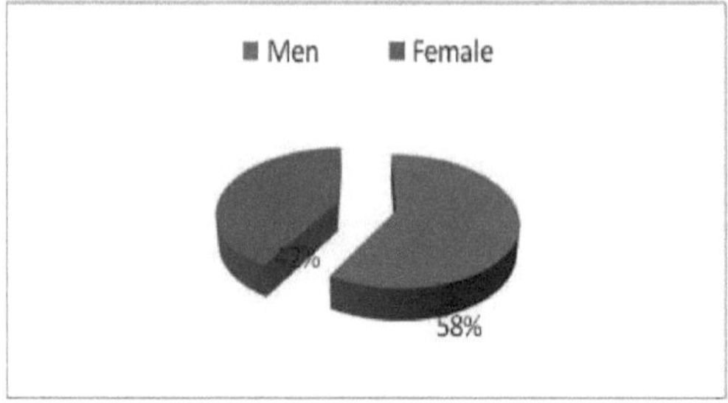

Figura 01: Distribuição por sexo dos doentes internados na unidade de cuidados intensivos do Hospital Universitário de Mostaganem de 10 de setembro de 2022 a 11 de fevereiro de 2023 (05 meses).

As principais co-morbilidades encontradas nos nossos doentes são a HTA (50%), a obesidade (41,7%), a diabetes e as doenças cardíacas (25%). Quanto ao tabagismo, 25% dos nossos doentes eram fumadores. Apresentado nas Figuras 02, 03, 04, 05 e 06.

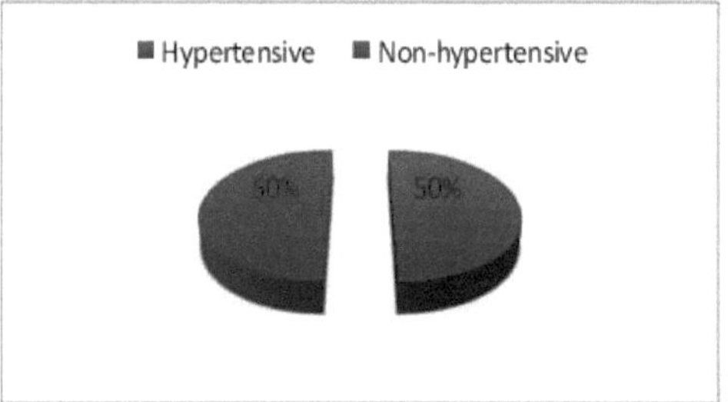

Figura 02: Percentagem de doentes hipertensos internados na unidade de cuidados intensivos do Hospital Universitário de Mostaganem de 10 de setembro de 2022 a 11 de fevereiro de 2023.

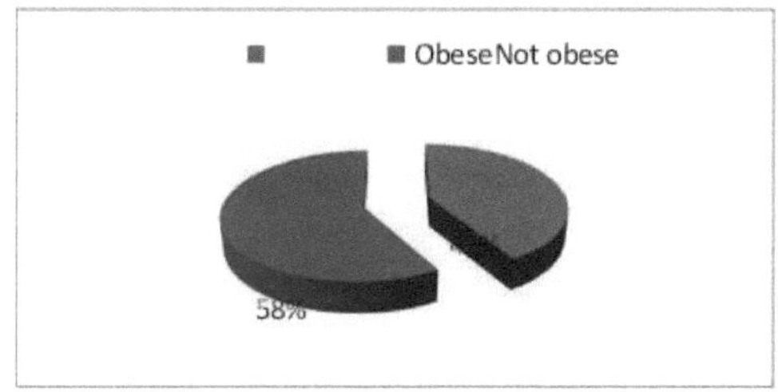

Figura 03: Percentagem de doentes obesos internados na unidade de cuidados intensivos do Hospital Universitário de Mostaganem de 10 de setembro de 2022 a 11 de fevereiro de 2023.

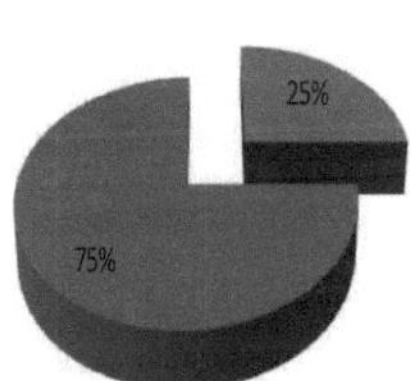

Figura 04: Percentagem de doentes diabéticos internados na unidade de cuidados intensivos do Hospital Universitário de Mostaganem de 10 de setembro de 2022 a 11 de fevereiro de 2023.

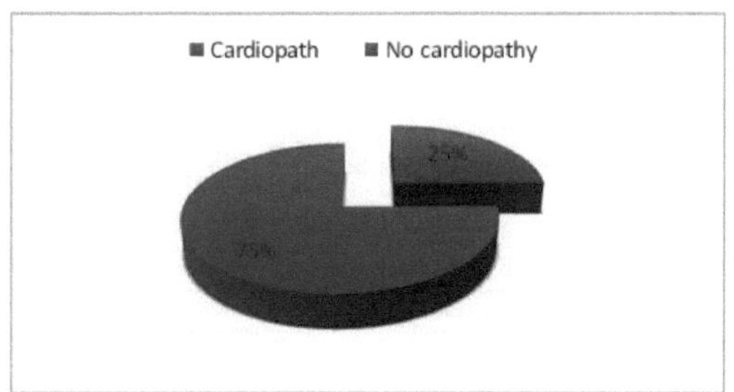

Figura 05: Percentagem de doentes com doença cardíaca admitidos na unidade de cuidados intensivos do Hospital Universitário de Mostaganem de 10 de setembro de 2022 a 11 de fevereiro de 2023

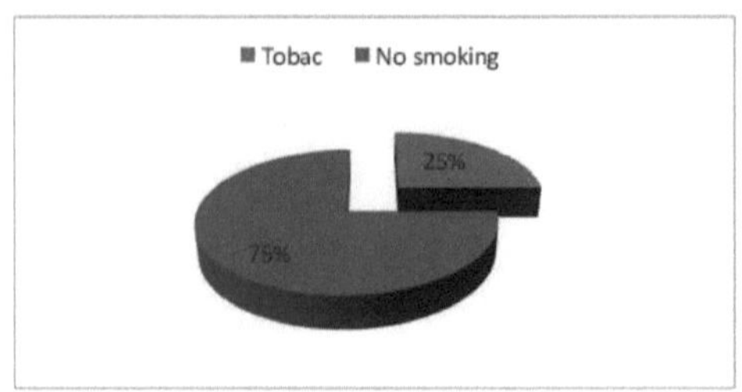

Figura 06: Percentagem de doentes fumadores internados na unidade de cuidados intensivos do Hospital Universitário de Mostaganem de 10 de setembro de 2022 a 11 de fevereiro de 2023.

2. Dados clínicos e biológicos no momento do diagnóstico da PPO

Apresentado no quadro 02.

Nome do doente	Dia da descoberta do PPO	Sinais de descoberta (dor abdominal; choque; DR; DN)	O tempo entre a descoberta e o regresso ao bloco operatório	Biologia da PCR e da GB
B	J5	Dor abdominal	01 dia	300 /1 7700
B	J3	O estado de choque	02 dias	122 / 8400
G	J7	Choque e DR e DN	não incluído (IDM)	384 / 24870
O	J4	O estado de choque e dor abdominal	02 dias	144 / 9500
M	J3	O estado de choque	00 dias	200 / 25500
B	J21	Dor abdominal	15 dias	102 / 15780
B	J10	Dor abdominal	04 dias	200 / 11600
B	J3	O estado de choque	01 dia	150 / 6630
G	J4	Dor abdominal, febre e vómitos	00 dias	95.5 / 12000
B	J17	Dor abdominal	03 dias	120 / 16500
B	J5	Dor abdominal e estado de choque	00 dias	100/ 10800
C	J0	O estado de choque	00 dias	100 / 12000

Tabela 02: Dados clínicos e paraclínicos dos pacientes internados na unidade de cuidados intensivos do Hospital Universitário de Mostaganem de 10 de setembro de 2022 a 11 de fevereiro de 2023.

O tempo médio para o início dos sintomas após a cirurgia inicial foi de 4,67 dias, com extremos de 1 a 10 dias, sendo o maior percentual de 03 dias. Os sinais de descoberta variaram entre dor abdominal (34%) e choque (33%), sendo que a associação destes foi de 25%. Os demais sinais foram 8%, como mostra a Figura 07 e a Tabela 03.

VariáveisValor (n = 12)	1- A clínica
Sintomas digestivos da PPO	Dor abdominal4 (34%)
Outros sintomas Febre	01 (08%)
Choque na retoma	04 (33%)
Sofrimento neurológico	00
Dificuldade respiratória	00
Combinação de vários sintomas	03 (25%)
2- Biologia	
PCR na recuperação (mg/l) ** (n = 12 casos)	159.7 [95.5 ; 384]
Contagem de glóbulos brancos14	14 106.66 [6 630 ; 25 500]

Tabela 03: Interpretação dos dados clínicos e paraclínicos no momento do diagnóstico de OPP em doentes internados na unidade de cuidados intensivos do Hospital Universitário de Mostaganem de 10 de setembro de 2022 a 11 de fevereiro de 2023.

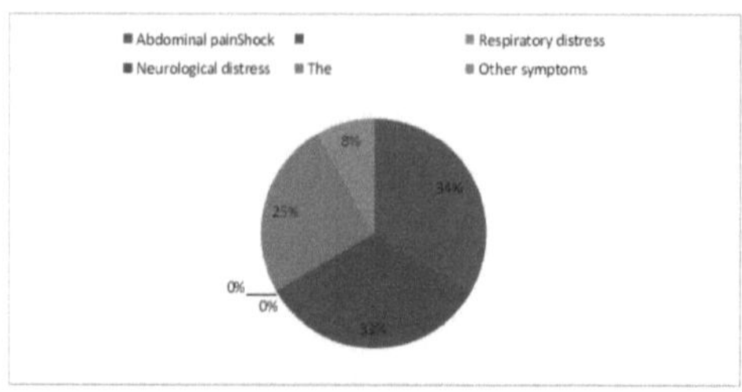

Figura 07: Distribuição percentual dos sinais clínicos de descoberta de OPP em pacientes internados na unidade de terapia intensiva do Hospital Universitário de Mostaganem de 10 de setembro de 2022 a 11 de fevereiro de 2023.

A terapia antibiótica empírica baseia-se na monoterapia em 8%, na terapia dupla em 50% e na terapia tripla em 42%. Os antibióticos administrados são: Tienam; Flagyl; Claforan; Amykacin; Gentamicina; Ciprofloxacina. Mostrado na Figura 08.

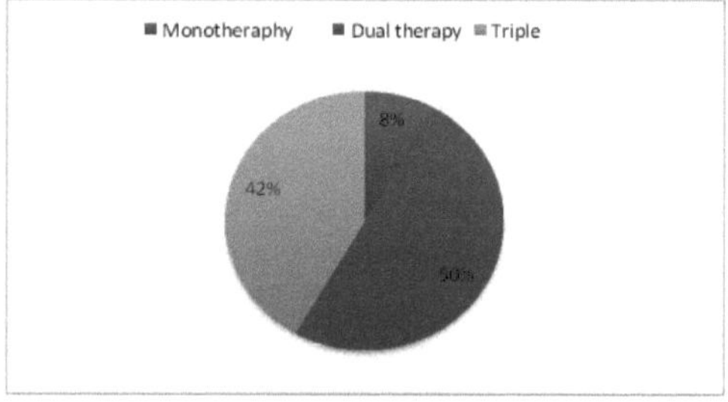

Figura 08: Percentagem de terapia antibiótica utilizada na gestão da OPP em doentes internados na unidade de cuidados intensivos do Hospital Universitário de Mostaganem de 10 de setembro de 2022 a 11 de fevereiro de 2023.

3. Dados cirúrgicos

Apresentado no quadro 04.

Nome do doente	Patologia inicial	Intervenção inicial	Tempo de intervenção inicial
B	Neoplasia do cólon	Hemi-colectomia esquerda	02 h
		+ anastomose colorectal	
B	Neoplasia gástrica	Gastrectomia total + anastomose com ansa em Y	03 h
G	Neoplasia gástrica	Gastrectomia total + anastomose com ansa em Y	04h
O	Neoplasia da dobradiça reto-sigmoideia	Ressecção do tumor + anastomose colorrectal	02 h
M	Neoplasia das vias biliares	Desvio externo do bílis (O MEP de um dreno)	02h
B	Litíase vesicular	colecistectomia sob laparoscopia	01 h
B	Neoplasia do ceco e do cólon ascendente	Ressecção do tumor + anastomose colorrectal	02 h
B	HTIC	Derivação ventrículo-peritoneal	
G	Neoplasia do cólon (laço	Hemi-colectomia esquerda + colostomia	03h
	sigmoidal)		
B	Neoplasia do reto	Colostomia e restabelecimento da continuidade	3h
B	Vólvulo sigmoide	Colostomia e restabelecimento da continuidade	
C	PRESSÃO ARTERIAL BAIXA	CPRE	2h

Tabela 04: Dados sobre a patologia cirúrgica inicial dos pacientes operados no Hospital Universitário de Mostaganem de 10 de setembro de 2022 a 11 de fevereiro de 2023.

Doentes operados por cirurgia digestiva (67% por patologia carcinológica, 17% por patologia biliar, 8% por patologia oclusiva e HTIC) no CHU de Mostaganem e assistidos no pós-operatório na Unidade de Cuidados Intensivos, que se apresenta na figura 09.

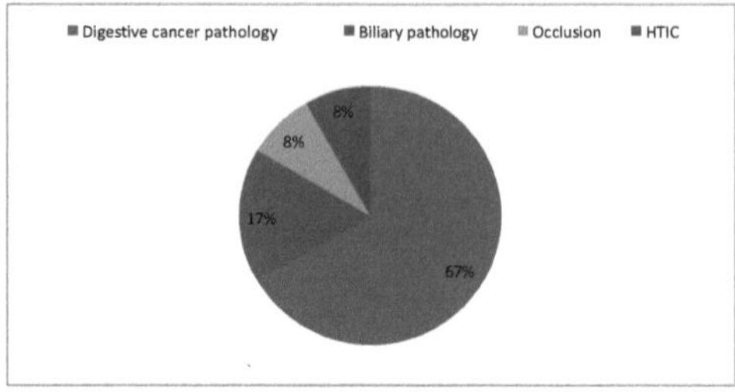

Figura 09: Distribuição percentual da patologia inicial dos pacientes operados no Hospital Universitário de Mostaganem de 10 de setembro de 2022 a 11 de fevereiro de 2023.

No que se refere aos aspectos relacionados ao reinício cirúrgico, em média o dia de descoberta é de 4,67 dias com um mínimo de 1 e um máximo de 10, sendo que 25% são descobertos no 03° dia, conforme mostra a Tabela 05.

Frequência			Percentagem de idade
Vali de	Menos de 3 dias	1	8,3
	3 dias	3	25,0
	4 dias	2	16,7
	5 dias	2	16,7
	7 dias	1	8,3
	10 dias	1	8,3
	Mais de 10 dias	2	16,7
	Total	12	100,0

Quadro 05: O Dia da Descoberta da OPP.

O tempo médio entre a descoberta e a recuperação foi de 3,33 dias, com um mínimo de 1 dia e um máximo de 06 dias. Destes, 33,3% foram retomados no mesmo dia da descoberta, como mostra o quadro 06.

Frequência			Percentagem
Vali de	Não incluído	1	8,3
	0 dia	4	33,3
	1 dia	2	16,7
	2 dias	2	16,7
	3 dias	1	8,3
	Mais de 3 dias	2	16,7
	Total	12	100,0

Tabela 06: Tempo entre a descoberta e a recuperação no bloco operatório.

A principal causa de peritonite foi uma anastomose frouxa (58,3%), como mostra a Tabela 07.Frequência			Fonte de alimentação
Val ide	Libertação da anastomose	7	58,3
	Desinserção do dreno	1	8,3
	Canal aberrante	1	8,3
	Perfuração de um órgão	2	16,7
	Afrouxamento da sutura	1	8,3
Total		12	100,0

Quadro 07: Causas da PPO.

4. Período pós-operatório e resultados dos pacientes

Apresentado no quadro 08.

Nome do doente	A causa da PPO	Terapia antibiótica utilizado	A evolução ução
B	Libertação da anastomose	Tienam; Amicacina ; Cancidaz	De saída
B	Libertação da anastomose	Tienam; Flagyl; Amicacina	Falecido
G	Libertação da anastomose	Cefacidal	Falecido
O	Libertação da anastomose	Tienam; Gentamicina	Falecido
M	Desinserção do dreno	Tienam; Flagyl	Falecido
B	Canal aberrante	Tenam; Ciprolon	falecido
B	Libertação da anastomose	Claforon; Flagyl	De saída e
B	Perfuração grega	Tienam; Claforan; Flagyl	De saída e
G	Afrouxamento da sutura do segmento inferior	Tienam; Flagyl; Ciprol; Amicacina	Falecido
B	Libertação da anastomose	Claforon; Flagyl; Gentamicina	De saída
B	Libertação da anastomose	Claforon; Flagyl	Falecido
C	Perfuração duodenal	Teinam; Flagyl	Falecido

Tabela 08: Causas; Tratamento; Evolução da PPO dos doentes internados na unidade de cuidados intensivos do Hospital Universitário de Mostaganem de 10 de setembro de 2022 a 11 de fevereiro de 2023.

As prescrições de antibióticos empíricos, de acordo com os protocolos do serviço, foram mantidas em 08 casos e modificadas em 04 casos, no âmbito de uma escalada terapêutica. Em termos de desfecho, registaram-se 08 óbitos, ou seja, 66,7% dos doentes apresentados na Figura 10.

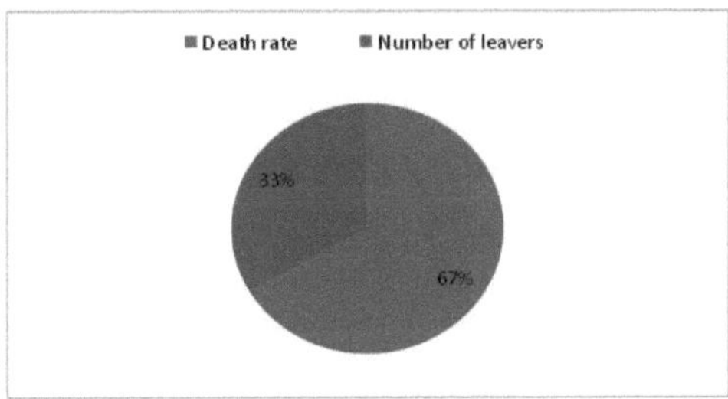

Figura 10: Taxa de mortalidade dos doentes PPO internados na unidade de cuidados intensivos do Hospital Universitário de Mostaganem de 10 de setembro de 2022 a 11 de fevereiro de 2023.

2Estudo analítico

A comparação dos diferentes parâmetros (demográficos; pré, intra e pós-operatórios) entre os dois grupos que saíram (n = 04) e morreram (n = 08) é apresentada nas Tabelas 09, 10, 11, 12 e 13. Na análise, a comparação das variáveis epidemiológicas (idade, sexo, antecedentes patológicos) :

-A idade média de início da OPP foi mais elevada nos doentes falecidos (64,75 vs 57,25 anos) do que nos doentes que tiveram alta da unidade de cuidados intensivos.

-Sexo: a ocorrência de OPP foi maior no sexo masculino nos doentes que faleceram do que nos doentes que tiveram alta da unidade de cuidados intensivos, onde o rácio entre os sexos foi de 1.

-Antecedentes patológicos: a ocorrência de OPP (hipertensão, diabetes, obesidade, doença cardíaca, tabagismo) foi maior nos doentes que faleceram do que nos doentes que tiveram alta da unidade de cuidados intensivos. Dados clínicos e terapêuticos: Os doentes que faleceram (37,5% vs. 25%) tiveram maior incidência de choque no recobro do que os doentes que tiveram alta da unidade de cuidados intensivos.A incidência de dor abdominal no recobro foi maior nos doentes que tiveram alta da UCI (7% vs. 12,5%), sendo esta diferença estatisticamente significativa.Houve diferenças estatisticamente significativas nos dados cirúrgicos, nomeadamente na origem da peritonite (a patologia neoplásica predominou nos 2 grupos de doentes em relação às outras patologias) e na causa da PPO (a libertação da anastomose foi a causa mais frequente de PPO nos doentes que faleceram ou tiveram alta (3/1S; 4/1D) em relação às outras causas de PPO). No que diz respeito à antibioterapia utilizada: no caso dos doentes que faleceram, a utilização da terapêutica dupla foi mais elevada, com 62,5%, ao passo que no grupo de doentes que tiveram alta, a utilização da terapêutica tripla foi mais elevada, com 75%.

Características	Abandono (n = 04)	Falecido (n =08)
Idade	57.25 [21 ; 79]	64.75 [52 ; 75]
Tipo		
Feminino Masculino	2 (50%) 2 (50%)	3 (37.5%) 5 (62.5%)
HTA		
Sim Não	1 (25%) 3 (75%)	5 (62.5%) 3 (37.5%)
Diabetes		
Sim Não	0 (00%) 4 (100%)	3 (37.5%) 5 (62.5%)
Obesidade		
Sim	2 (50%)	3 (37,5%)
Não	2 (50%)	5 (62,5%)
Doença cardíaca		
Sim Não	1 (25) 3 (75)	2 (25) 6 (75)
Fumar		
Sim Não	1 (25) 3 (75)	2 (25) 6 (75)

Tabela 09: Comparação dos dados pré-operatórios entre os grupos Alta e Baixa (n=12)

Características	Abandono (n = 04)	Falecido (n = 08)
1- A CLÍNICA		
Sintomas digestivos de OPP Dor abdominal	3 (75%)	1 (12.5%)
Outros sintomas Febre	0 (00%)	1 (12.5%)
Choque na retoma	1 (25%)	3 (37.5%)
Sofrimento neurológico	0 (00%)	0 (00%)
Dificuldade respiratória	0 (00%)	0 (00%)
Combinação de vários sintomas	0 (00%)	3 (37.5%)
2- BIOLOGIA		
PCR na recuperação (mg/l) ** (n = 12 casos)	192.5 (120-300)	155.93 (95.5-384)
Contagem de glóbulos brancos	13107.5 (6630-17700)	14606.25 (8400-25500)

Tabela 10: Comparação dos dados clínicos e laboratoriais pré-operatórios (PPO) entre os grupos Alta e Falecido (n = 12)

Características	Abandono (n = 04)	Falecido (n = 08)
-Tempo entre a descoberta e a recuperação		
Não incluído	0 (00%)	1(12.5%)
0 dia	0 (00%)	4 (50%)
1 dia	2 (50%)	0 (00%)
2 dias	0 (00%)	2 (25%)
3 dias	1 (25%)	0 (00%)
Mais de 3 dias	1 (25%)	1 (12.5%)

Tabela 11: Comparação do tempo decorrido entre a descoberta e a recuperação nos grupos dos que receberam alta e dos que morreram (n = 12)

Características	Abandono (n = 04)	Falecido (n = 08)
-Causas da OPP		
Libertação da anastomose	3 (75%)	4 (50%)
Desinserção do dreno	0 (00%)	1 (12.5%)
Canal aberrante	0 (00%)	1 (12.5%)
Perfuração de um órgão	1 (25%)	1 (12.5%)
Afrouxamento da sutura	0 (00%)	1 (12.5%)

Quadro 12: Comparação dos dados relativos às causas da OPP entre os grupos dos que tiveram alta e dos que morreram (n = 12)

Características	Abandono (n = 04)	Falecido (n = 08)
- Antibioticoterapia utilizada		
Monoterapia	0 (00)	1 (12.5)
Terapia dupla	1 (25)	5 (62.5)
Triterapia	3 (75)	2 (25)

Tabela 13: Comparação dos dados relativos à Antibioticoterapia Utilizada durante todo o período de internamento na unidade de cuidados intensivos entre os grupos com Alta e Falecidos (n = 12)

V.DISCUSSÃO

1. Estudo descritivo exaustivo (epidemiologia, diagnóstico e tratamento)

Se compararmos os dados globais com os do nosso estudo, verificamos uma ligeira diferença nos resultados.

A idade média é estimada em 53,3 anos, com uma variação entre 37 e 58 anos nos diferentes estudos, com **um rácio** entre os **sexos** de 1,2, com uma variação entre 0,5 e 1,8 (na **nossa amostra a idade média é de 62,25 anos, com um rácio entre os sexos de 1,4**), o que significa que a incidência é quase a mesma entre mulheres e homens, independentemente da amostra e do país estudado. No entanto, a idade de início no nosso país é elevada em comparação com amostras de outros países.

O **sinal de descoberta** mais frequente nos vários estudos foi a febre, com uma percentagem que varia entre 9% e 74%, seguida da dor abdominal que varia entre 21 e 66% (**na nossa amostra, o sintoma mais frequente foi a dor abdominal com 34%**) com **um tempo de diagnóstico** de 7,3 dias (**na nossa amostra foi de 4,67 dias**)

A antibioticoterapia no caso da OPP é muito mais probabilística devido à não identificação do germe no momento da operação inicial e, no período pós-intervenção, verificamos que a utilização da **dupla terapêutica** é a mais frequente, com uma variação entre 7 e 85%, com uma percentagem de 50% na nossa amostra. Montravers implicou uma terapêutica bi-antibiótica inadequada na ocorrência de complicações após a reoperação, em 50% dos casos: a terapêutica antibiótica teria, portanto, um impacto na morbi-mortalidade do doente com OPP. No nosso estudo, o **descolamento da anastomose** foi **a principal causa de OPP**, com uma percentagem de 58,3% (nos outros estudos variou entre 46 e 68%). **A causa da PPO foi a mesma em todas as amostras estudadas.**

2. Mortalidade

O prognóstico depende da rapidez com que o diagnóstico é efectuado e da eficácia do tratamento administrado. Para Koperna e Schulz, só uma decisão rápida de reexploração nas primeiras 48 horas após o diagnóstico pode reduzir a mortalidade. Bohnenet al registam uma taxa de mortalidade de 35% em caso de reexploração precoce, em comparação com 65% em caso de reexploração mais de 48 horas após o diagnóstico. tardia. Consequentemente, a ocorrência de falhas poli viscerais ou o aparecimento de um estado de choque sem origem óbvia serão critérios formais para a reintervenção. Uma laparotomia branca é sempre menos grave do que uma operação de repetição tardia. Para além desta situação, a decisão de repetir a cirurgia basear-se-á numa série de argumentos clínicos e biológicos apoiados por dados morfológicos.

A mortalidade varia de estudo para estudo, oscilando entre 35 e 60% (na nossa amostra estima-se que seja de 66,7%).

3.4. Prevenção da peritonite pós-operatória

A prevenção da PPO baseia-se no controlo da FDR e no tratamento adequado o mais rapidamente possível.

VI. RECURSOS

- **Preparar os doentes**

- Psíquico :

Informação dos pacientes sobre todas as fases do procedimento, riscos e acompanhamento pós-operatório (especialmente no caso de neoplasia digestiva).

- Corpo :

Uma dieta adequada para promover a cicatrização e combater a desnutrição (que pode levar ao afrouxamento da anastomose), perda de peso e atividade física regular antes das operações programadas.

- História e co-morbilidades :

Adaptação dos tratamentos utilizados para as patologias associadas (hipertensão, diabetes, doenças cardíacas) e acompanhamento regular destas prescrições terapêuticas para atingir estes objectivos terapêuticos.

- **A intervenção inicial**

É muito importante adaptar o procedimento cirúrgico inicial e favorecer **a cirurgia em duas fases,** especialmente no caso de neoplasia digestiva, para evitar o risco de afrouxamento, que é a causa mais frequente.

Abordagem: privilegiar os procedimentos laparoscópicos e evitar tanto quanto possível as laparotomias (o risco de infeção é muito mais elevado).

- **Acompanhamento pós-operatório**

- Cuidados na unidade de cuidados intensivos

- Controlo clínico e biológico regular e investigação da mais pequena dúvida o mais cedo possível (a laparotomia branca é menos prejudicial para o doente do que uma intervenção tardia).

- A utilização de triterapias (ATB) é mais eficaz (tendo-se verificado que 75% dos doentes que recebem alta estão a fazer triterapia) e adaptar a TRT o mais rapidamente possível em função do germe em causa

- Controlo da fonte de infeção

VII. CONCLUSÃO

As OPP são urgências muitas vezes difíceis de diagnosticar (no período pós-operatório) e são tratadas por via médico-cirúrgica, com um prognóstico geralmente mau, sobretudo em doentes frágeis ou tratados tardiamente. O diagnóstico e o tratamento precoces são os pilares do tratamento. "Por conseguinte, é essencial adotar uma abordagem preventiva, tendo em conta que uma laparotomia branca é menos invasiva do que uma laparotomia branca. deletéria para o doente do que uma intervenção tardia".

Algoritmo de gestão

A gestão terapêutica é **multidisciplinar, envolvendo o** anestesista de cuidados intensivos, o cirurgião, o radiologista e o microbiologista. Inclui uma reanimação hemodinâmica rápida e optimizada, uma antibioticoterapia probabilística escolhida em função do perfil bacteriológico do hospital e da natureza nosocomial da infeção e adaptada ao antibiograma, bem como um procedimento cirúrgico tão perfeito quanto possível.

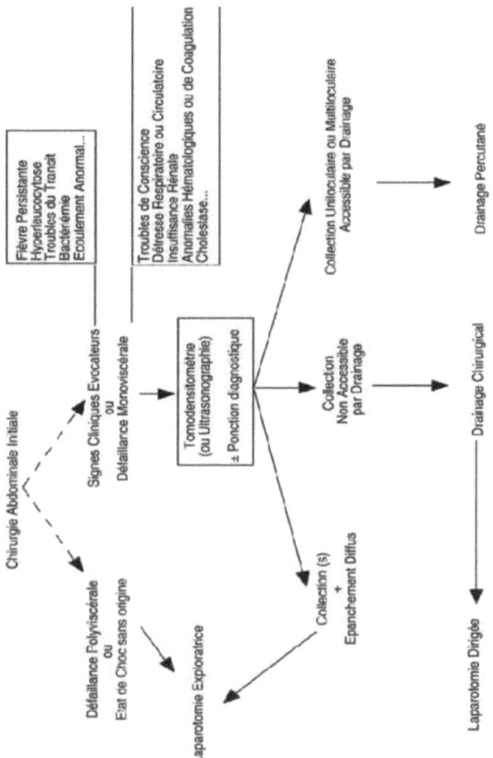

Figura 11: A árvore de decisão em caso de evolução anormal após uma cirurgia abdominal.

VIII. RESUMOS

Título : **Peritonite pós-operatória na unidade de cuidados intensivos**

Autor : **GUEZGOUZ MOHAMED**

BENTOUNES FATIHA MOHAMADIA FARAADJ BOUABAIA SOUAD CHAHRAZED.

Supervisor :**Pr SOUMIA BENBERNOU**

Palavra-chave : Peritonite pós-operatória - Factores de risco - Neoplasia

– Cirurgia digestiva - Mortalidade.

- **Introdução** :

A peritonite pós-operatória é uma infeção grave que ocorre após uma cirurgia abdomino-pélvica, mais frequentemente uma cirurgia digestiva. O objetivo deste estudo foi :

- Determinar os factores de risco gerais para a peritonite pós-operatória?

- Acompanhar as alterações do estado geral dos doentes?

- Qual é a incidência e quais são os factores de risco preditivos de mortalidade na peritonite pós-operatória (ou seja, factores de risco de mau prognóstico)?

- Como se pode prevenir a peritonite pós-operatória?

- **Metodologia** :

Trata-se de um estudo de coorte retrospetivo dos casos que tiveram peritonite pós-operatória entre 10 de setembro de 2022 e 11 de fevereiro de 2023 (05 meses) no Hospital Universitário de

Mostaganem. Os parâmetros estudados foram demográficos, diagnósticos, terapêuticos e prognósticos. O desfecho primário foi óbito ou alta da unidade de terapia intensiva. Comparámos o grupo de doentes que tiveram alta e os que faleceram em relação a estes parâmetros.

- **Resultados** :

Foram incluídos no estudo 12 doentes. A idade média dos nossos doentes foi de 62,25 anos, com uma clara predominância do sexo masculino (rácio M/F igual a 1,4). A taxa de mortalidade global foi de 66,7%.

- **Conclusão**:

A peritonite pós-operatória é uma emergência diagnóstica e terapêutica grave. O diagnóstico é frequentemente difícil (período pós-operatório). O tratamento é médico-cirúrgico. A mortalidade devida à peritonite pós-operatória continua a ser um problema importante. O prognóstico pode ser mau, sobretudo em doentes frágeis ou tratados tardiamente.

BIBLIOGRAFIA

- **Livros**

1. Kb gastroenterologia

2. Reanimação KB

2. Códice de gastroenterologia

3. **Martingal gastroenterologia**

- **Sítios Web 1.PubMed**

2. https://www.bibliosante.ml/bitstream/handle/123456789/3756/19M432.pdf;jsessionid=A8FAC0246D50A6FA812D92699451FB87?sequence=1

3. https://www.ncbi.nlm.nih.gov/pmc/articles/PMC9883798/

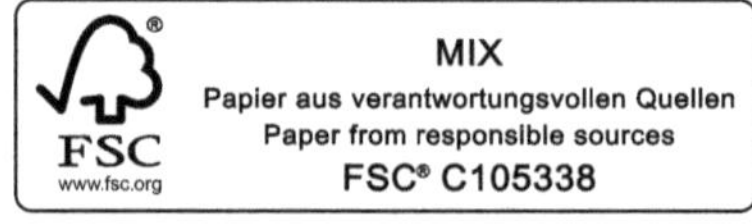

Printed by Books on Demand GmbH, Norderstedt / Germany